WHO SAID IT: _____

DATE: _____

WHERE: _____

_____

" _____

_____

_____

_____

_____

_____ **"**

WHO SAID IT: _____

DATE: _____

WHERE: _____
_____

WHO SAID IT: _____

DATE: _____

WHERE: _____

_____

WHO SAID IT: _____

DATE: _____

WHERE: _____

_____

"

_____

_____

_____

_____

_____ "

WHO SAID IT: _____

DATE: _____

WHERE: _____

_____

WHO SAID IT: _____

DATE: _____

WHERE: _____

_____

❝ _____

_____

_____

_____

_____ **❞**

WHO SAID IT: _____

DATE: _____

WHERE: _____

_____

WHO SAID IT: _____
DATE: _____
WHERE: _____
_____

WHO SAID IT: _____

DATE: _____

WHERE: _____

_____

WHO SAID IT: _____

DATE: _____

WHERE: _____

_____

" _____

_____

_____

_____

_____

_____ **"**

WHO SAID IT: _____

DATE: _____

WHERE: _____

_____

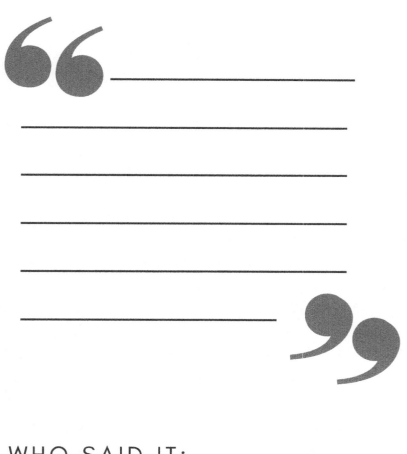

_____

_____

_____

_____

_____

WHO SAID IT: _____

DATE: _____

WHERE: _____

_____

WHO SAID IT: _____

DATE: _____

WHERE: _____

_____

66 _____

_____

_____

_____

_____

_____ 99

WHO SAID IT: _____

DATE: _____

WHERE: _____

_____

" _____

_____

_____

_____

_____

_____ "

WHO SAID IT: _____

DATE: _____

WHERE: _____

_____

WHO SAID IT: _____

DATE: _____

WHERE: _____

_____

66 _____

_____

_____

_____

_____

_____ 99

WHO SAID IT: _____

DATE: _____

WHERE: _____

_____

WHO SAID IT: _____

DATE: _____

WHERE: _____
_____

WHO SAID IT: _____

DATE: _____

WHERE: _____

_____

WHO SAID IT: _____

DATE: _____

WHERE: _____

_____

66 _____

_____

_____

_____

_____

_____ 99

“ _____

_____

_____

_____

_____

WHO SAID IT: _____

DATE: _____

WHERE: _____

_____

enjoy every moment.

WHO SAID IT: _____

DATE: _____

WHERE: _____

_____

66 _____

_____

_____

_____

_____

_____ 99

WHO SAID IT: _____

DATE: _____

WHERE: _____

_____

"

_____

_____

_____

_____

_____

"

WHO SAID IT: _____

DATE: _____

WHERE: _____

_____

WHO SAID IT: _____

DATE: _____

WHERE: _____

_____

WHO SAID IT: _____

DATE: _____

WHERE: _____

_____

WHO SAID IT: _____

DATE: _____

WHERE: _____

_____

WHO SAID IT: _____

DATE: _____

WHERE: _____

_____

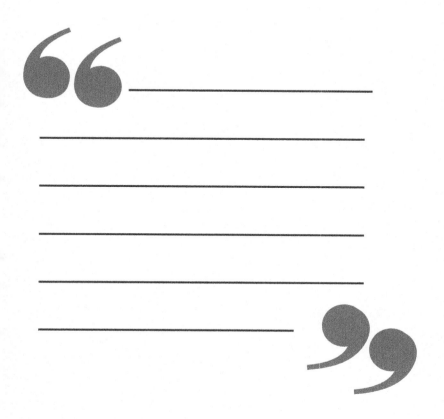

WHO SAID IT: _____

DATE: _____

WHERE: _____

_____

WHO SAID IT: _____

DATE: _____

WHERE: _____

_____

66 _____

_____

_____

_____

_____

_____ 99

WHO SAID IT: _____

DATE: _____

WHERE: _____

_____

66 _____

_____

_____

_____

_____ **99**

WHO SAID IT: _____

DATE: _____

WHERE: _____

_____

WHO SAID IT: _____

DATE: _____

WHERE: _____

_____

" _____

_____

_____

_____

_____

_____ **"**

WHO SAID IT: _____

DATE: _____

WHERE: _____

_____

WHO SAID IT: _____

DATE: _____

WHERE: _____

_____

WHO SAID IT: _____

DATE: _____

WHERE: _____

_____

WHO SAID IT: _____

DATE: _____

WHERE: _____

_____

66 _____

_____

_____

_____

_____

_____ 99

"_____

_____

_____

_____

_____ "

WHO SAID IT: _____

DATE: _____

WHERE: _____

_____

WHO SAID IT: _____

DATE: _____

WHERE: _____

_____

66 _____

_____

_____

_____

_____ **99**

WHO SAID IT: _____

DATE: _____

WHERE: _____

_____

Carpe diem!

WHO SAID IT: _____

DATE: _____

WHERE: _____

_____

WHO SAID IT: _____

DATE: _____

WHERE: _____

_____

WHO SAID IT: _____

DATE: _____

WHERE: _____

_____

WHO SAID IT: _____

DATE: _____

WHERE: _____

_____

66 _____

_____

_____

_____

_____

_____ 99

WHO SAID IT: _____

DATE: _____

WHERE: _____

_____

" _____

_____

_____

_____

_____ **"**

WHO SAID IT: _____

DATE: _____

WHERE: _____

_____

WHO SAID IT: _____

DATE: _____

WHERE: _____

_____

"_____

_____

_____

_____

_____

_____**"**

WHO SAID IT: _____
DATE: _____
WHERE: _____
_____

" _____

_____

_____

_____

_____

_____ **"**

WHO SAID IT: _____

DATE: _____

WHERE: _____

_____

WHO SAID IT: _____

DATE: _____

WHERE: _____

_____

WHO SAID IT: _____

DATE: _____

WHERE: _____

_____

WHO SAID IT: _____

DATE: _____

WHERE: _____

_____

WHO SAID IT: _____

DATE: _____

WHERE: _____

_____

WHO SAID IT: _____

DATE: _____

WHERE: _____

_____

66 _____

_____

_____

_____

_____

_____ 99

"

_____

_____

_____

_____

_____

"

WHO SAID IT: _____

DATE: _____

WHERE: _____

_____

WHO SAID IT: _____

DATE: _____

WHERE: _____

_____

" _____

_____

_____

_____

_____ **"**

WHO SAID IT: _____

DATE: _____

WHERE: _____

_____

WHO SAID IT: _____
DATE: _____
WHERE: _____
_____

WHO SAID IT: _____

DATE: _____

WHERE: _____

_____

precious moments

WHO SAID IT: _____

DATE: _____

WHERE: _____

_____

" _____

_____

_____

_____

_____

_____ "

WHO SAID IT: _____

DATE: _____

WHERE: _____

_____

" _____

_____

_____

_____

_____

_____ **"**

WHO SAID IT: _____

DATE: _____

WHERE: _____

_____

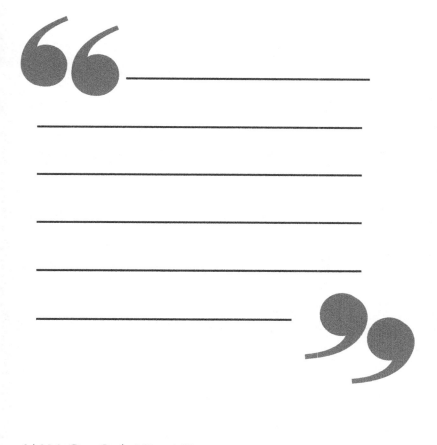

WHO SAID IT: _____

DATE: _____

WHERE: _____

_____

WHO SAID IT: _____

DATE: _____

WHERE: _____

_____

66_____

_____

_____

_____

_____

_____**99**

WHO SAID IT: _____

DATE: _____

WHERE: _____

_____

66 _____

_____

_____

_____

_____ 99

WHO SAID IT: _____

DATE: _____

WHERE: _____

_____

WHO SAID IT: _____

DATE: _____

WHERE: _____

_____

66 _____

_____

_____

_____

_____

_____ **99**

WHO SAID IT: _____

DATE: _____

WHERE: _____

_____

WHO SAID IT: _____

DATE: _____

WHERE: _____

_____

WHO SAID IT: _____

DATE: _____

WHERE: _____

_____

WHO SAID IT: _____

DATE: _____

WHERE: _____

_____

" _____

_____

_____

_____

_____

_____

" _____

_____

_____

_____

_____ **"**

WHO SAID IT: _____

DATE: _____

WHERE: _____

_____

WHO SAID IT: _____

DATE: _____

WHERE: _____

_____

66 _____

_____

_____

_____

_____

_____ 99

WHO SAID IT: _____

DATE: _____

WHERE: _____

_____

WHO SAID IT: _____

DATE: _____

WHERE: _____

_____

WHO SAID IT: _____

DATE: _____

WHERE: _____

_____

WHO SAID IT: _____

DATE: _____

WHERE: _____

_____

WHO SAID IT: _____

DATE: _____

WHERE: _____

_____

WHO SAID IT: _____

DATE: _____

WHERE: _____

_____

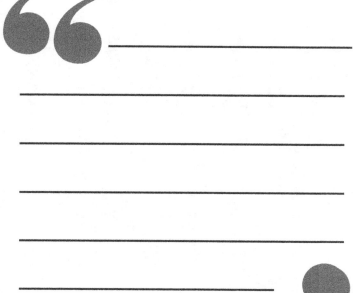
_____
_____
_____
_____
_____
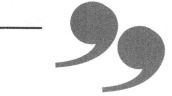

live
laugh
love

66 _____

_____

_____

_____

_____

_____ **99**

WHO SAID IT: _____

DATE: _____

WHERE: _____

_____

WHO SAID IT: _____

DATE: _____

WHERE: _____

_____

66 _____

_____

_____

_____

_____

_____ **99**

WHO SAID IT: _____

DATE: _____

WHERE: _____

_____

"

_____

_____

_____

_____

_____

"

WHO SAID IT: _____

DATE: _____

WHERE: _____

_____

WHO SAID IT: _____

DATE: _____

WHERE: _____

_____

WHO SAID IT: _____

DATE: _____

WHERE: _____

_____

WHO SAID IT: _____

DATE: _____

WHERE: _____

_____

WHO SAID IT: _____

DATE: _____

WHERE: _____

_____

WHO SAID IT: _____

DATE: _____

WHERE: _____

_____

WHO SAID IT: _____

DATE: _____

WHERE: _____

_____

" _____

_____

_____

_____

_____ **"**

WHO SAID IT: _____

DATE: _____

WHERE: _____

_____

66_____

_____

_____

_____

_____

_____ **99**

"_____

_____

_____

_____

_____

WHO SAID IT: _____

DATE: _____

WHERE: _____

_____

WHO SAID IT: _____

DATE: _____

WHERE: _____

_____

"

_____

_____

_____

_____

_____

"

WHO SAID IT: _____

DATE: _____

WHERE: _____

_____

WHO SAID IT: _____
DATE: _____
WHERE: _____
_____

WHO SAID IT: _____

DATE: _____

WHERE: _____

_____

WHO SAID IT: _____

DATE: _____

WHERE: _____

_____

" _____

_____

_____

_____

_____

_____ "

WHO SAID IT: _____

DATE: _____

WHERE: _____

_____

WHO SAID IT: _____

DATE: _____

WHERE: _____

_____

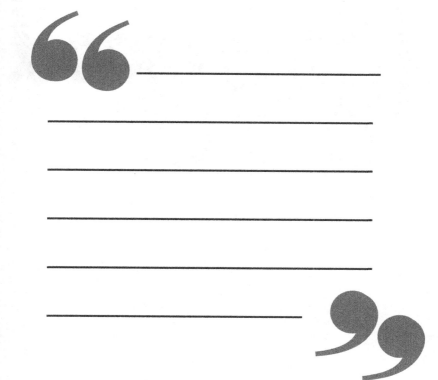

life is good

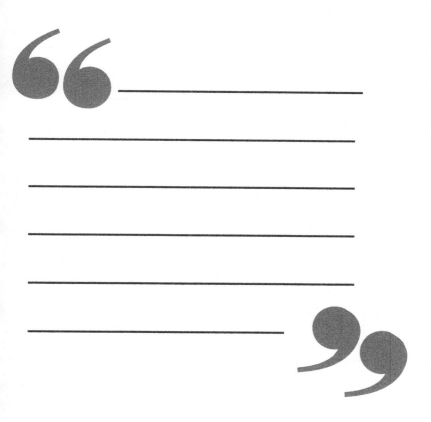

WHO SAID IT: _____

DATE: _____

WHERE: _____

_____

WHO SAID IT: _____

DATE: _____

WHERE: _____

_____

" _____

_____

_____

_____

_____ "

WHO SAID IT: _____
DATE: _____
WHERE: _____
_____

``
_____

_____

_____

_____

_____

WHO SAID IT: _____

DATE: _____

WHERE: _____

_____

WHO SAID IT: _____

DATE: _____

WHERE: _____

_____

66_____

_____

_____

_____

_____

_____ **99**

WHO SAID IT: _____

DATE: _____

WHERE: _____

_____

WHO SAID IT: _____

DATE: _____

WHERE: _____

_____

WHO SAID IT: _____

DATE: _____

WHERE: _____

_____

WHO SAID IT: _____

DATE: _____

WHERE: _____

_____

" _____

_____

_____

_____

_____

_____ "

"

_____

_____

_____

_____

_____

"

WHO SAID IT: _____

DATE: _____

WHERE: _____

_____

WHO SAID IT: _____

DATE: _____

WHERE: _____

_____

"
_____

_____

_____

_____

_____

WHO SAID IT: _____

DATE: _____

WHERE: _____

_____

WHO SAID IT: _____

DATE: _____

WHERE: _____

_____

WHO SAID IT: _____

DATE: _____

WHERE: _____

_____

WHO SAID IT: _____

DATE: _____

WHERE: _____

_____

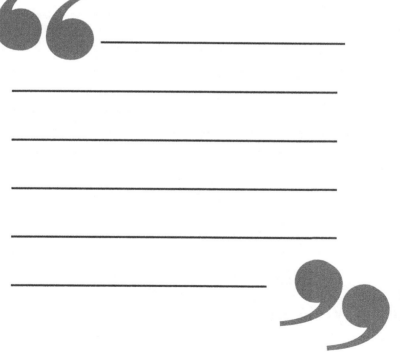

66 _____

_____

_____

_____

_____

_____ **99**

WHO SAID IT: _____

DATE: _____

WHERE: _____

_____

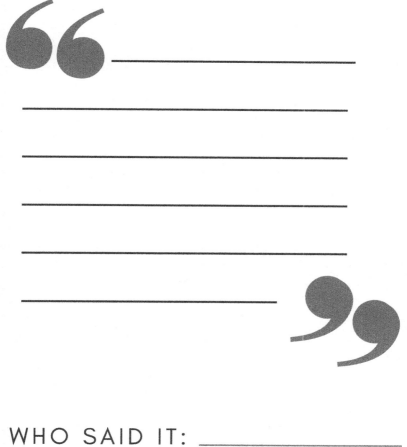

" _____

_____

_____

_____

_____

"

WHO SAID IT: _____

DATE: _____

WHERE: _____

_____

WHO SAID IT: _____

DATE: _____

WHERE: _____

_____

" " _____

_____

_____

_____

_____

_____

Made in the USA
Monee, IL
27 October 2022